RETROUVEZ
VOTRE FORME
AVEC LES
OLIGO-ELEMENTS

Du même auteur :

La Santé, c'est votre affaire – Le guide de l'Homéopathie
© Édimag inc. – 1991
Healthy... Naturally – A guide to Homeopathy
© Homeocan inc. – 1993
Libérez-vous de vos allergies
© Édimag inc. – 1993
Comment se soulager de l'arthrose
© Édimag inc. – 1993

2348, rue Ontario est
Montréal, Qc
H2K 1W1
Tél. : (514) 522-2244

Éditeur : Pierre Nadeau
Collaboratrice à la rédaction : Caroline Gauthier
Mise en pages et couverture : Iris Montréal
Distribution : Agence de distribution populaire inc.
Filiales de Sogides Ltée
955, rue Amherst
Montréal, Qc H2L 3K4
Tél. : (514) 523-1182

Dépot légal : quatrième trimestre 1993
Bibliothèque nationale du Québec
Bibliothèque nationale du Canada

© 1993 Édimag inc.
Tous droits réservés pour tous pays
ISBN : 2-921207-84-2

HOMÉOPATHIE

RETROUVEZ VOTRE FORME
AVEC LES
OLIGO-ELEMENTS

MICHÈLE BOISVERT

TABLE DES MATIÈRES

INTRODUCTION

Depuis ces dix dernières années on entend beaucoup parler de médecines «douces»: Homéopathie, acupuncture, phytothérapie, aromathérapie...et Oligothérapie, vous connaissez?

Un des pionniers de l'Oligothérapie, le Dr Henri Picard, se plaisait à dire: «Regardez un enfant et un vieillard dans la rue; ce qui fait la différence, c'est la vitesse; un enfant court, un vieillard s'achemine lentement. Et une des actions des Oligo-Éléments est de rétablir la vitesse.» Certains invoquent l'effet placebo lorsqu'on leur parle des résultats étonnants de l'Homéopathie ou de l'Oligothérapie. À eux, je demande alors de m'expliquer pourquoi on obtient des résultats tout aussi surprenants avec les enfants et les animaux? Entre vous et moi, ce n'est sûrement pas dû à une action psychologique.

Dans les pages qui suivent, j'essaierai donc, au mieux de ma connaissance, de vous faire connaître les Oligo-Éléments, leurs rôles et leurs différentes applications. Nous verrons ce qu'une carence entraîne et comment y remédier. Et nous parlerons également d'alimentation puisque tous les aliments contiennent des Oligo-Éléments. Tout ça, pour vous guider vers une santé meilleure, vers une vie meilleure!

CHAPITRE 1

Qu'est-ce
qu'un Oligo-Élément?

Avant tout, afin d'éviter toute confusion possible, distinguons bien l'Oligothérapie de l'Homéopathie. La première utilise des éléments naturels que l'on retrouve dans notre organisme, dans notre environnement et dans notre alimentation, tandis que la seconde utilise des remèdes végétaux, minéraux et animaux qui, pour une personne bien portante, sont hautement toxiques.

Oligo vient du grec et signifie «en petites quantités». En effet, on retrouve ces métaux et métalloïdes en très petites quantités mais ils demeurent tout de même indispensables. Ajoutons qu'un élément est considéré comme essentiel lorsque son absence entraîne des dysfonctions sévères ou, à l'extrême, la mort.

Ces éléments essentiels se divisent principalement en deux parties. Premièrement, les macro-éléments qui sont de l'ordre du gramme dans l'organisme: carbone, oxygène, hydrogène, azote, phosphore, soufre, sodium, potassium, magnésium et calcium. En second lieu, les oligo (ou micro)-éléments qui, eux, sont de l'ordre du milligramme: fer, zinc, cuivre, manganèse, fluor, iode, cobalt, nickel, pour ne nommer que ceux-là. Certains éléments ont aussi leur rôle à jouer malgré qu'ils soient toxiques à fortes doses: arsenic, plomb, cadmium, étain, platine et aluminium. Finalement, il faut mentionner le rôle important de l'or et de l'argent même si ceux-ci ne sont pas contenus dans l'organisme à l'état naturel.

Les Oligo-Éléments agissent en qualité de catalyseurs en s'associant aux enzymes. Ils font en sorte que les réactions biochimiques de l'organisme se fassent bien. Les enzymes qui sont des structures protéiques fragiles (1 400 de ces enzymes ont été identifiées à ce jour) sont donc en étroite relation avec les Oligo-Éléments appelés aussi co-enzymes.

Ceci étant dit, vous vous demandez peut-être ce que vient faire l'Oligothérapie dans un livre traitant d'Homéopathie? C'est une question très pertinente. Effectivement, on me demande régulièrement si les Oligo-Éléments sont des remèdes homéopathiques, et à cette question je réponds que ça dépend. À titre d'exemple, prenons le cuivre.

Lorsqu'il est prescrit sous forme de solution glycéro-aqueuse le dosage est de l'ordre du milligramme. On retrouve le même cuivre sous la dénomination «cuprum» en Homéopathie, mais là le dosage est de l'ordre du milliardième de milligramme.

Donc, le dosage est différent et l'utilisation qu'on en fait l'est aussi: le premier étant tout indiqué pour lutter contre les infections et le second étant utilisé contre les crampes.

Mais, sous une forme ou sous une autre, les Oligo-Éléments sont utilisés par la plupart des homéopathes étant donné l'excellence des résultats qu'ils donnent.

Bref historique

Plusieurs civilisations antiques, et même encore aujourd'hui certains peuples primitifs, mangeaient de la «terre», c'est-à-dire de l'argile. Ils se procuraient ainsi, instinctivement, des minéraux essentiels à une bonne santé. Certains pensent que l'utilisation du sel viendrait de cette habitude.

Les premières observations faites sur les Oligo-Éléments furent celles de Gabriel Bertrand vers les années 1894. Ses études portaient alors sur le manganèse. Les premières utilisations d'Oligo-Éléments ont été faites chez les végétaux et chez les animaux: truies, bovins, moutons. Chez l'homme, c'est le Dr Ménétrier qui fut le premier à se servir des Oligo-Éléments. Il consacra sa thèse de doctorat à cette nouvelle découverte, ce qui lui valut une médaille d'argent et un prix pour l'originalité de ses écrits. Il y consacra le reste de sa vie. Le Dr Henri Picard fut également un ardent défenseur et utilisateur des Oligo-Éléments. Comme vous pouvez le constater, c'est surtout aux Français que l'on doit l'avancement de cette thérapie.

Ici, au Québec, le passé de l'Oligo-thérapie est relativement jeune, mais de plus en plus de gens s'y intéressent. On n'a qu'à voir la place faites aux produits homéopathiques et oligothérapiques dans certaines pharmacies pour être en mesure d'affirmer que c'est une thérapie en plein essor. Comme nous venons de le voir, les recherches sur les Oligo-Éléments remontent à tout près d'un siècle et ce n'est pas terminé. En effet, année après année différents Oligo-Éléments se sont révélés efficaces; on en compte présentement une trentaine, et la recherche se poursuit. C'est donc dire que l'avenir de l'Oligo-thérapie est des plus prometteur.

L'Oligothérapie: une médecine préventive

La population est de plus en plus à la recherche de moyens thérapeuthiques efficaces mais sans effets secondaires. L'Oligothérapie arrive donc à point car c'est une médecine «douce» plutôt qu'«agressive».

Évidemment, lorsque des maladies graves sont déjà installées (infections sévères, cancers, maladies du système immunitaire) il faut, malheureusement, recourir aux thérapeutiques chimiques modernes qui sont, disons-le, «violentes» quand on pense à la chimiothérapie, par exemple, et aux effets secondaires qu'elle entraîne.

On verra, pour ne citer qu'un cas parmi tant d'autres, des enfants et des adultes ayant tendance à faire des infections respiratoires à répétition, pour qui les Oligo-Éléments font des merveilles.

Le point fort de l'Oligothérapie est la prévention. En effet, il est important de comprendre qu'un problème de santé non traité adéquatement dégénérera en une pathologie plus grave, c'est-à-dire une maladie de dégénérescence. Mais d'où nous viennent tous ces petits et gros «bobos» qui finissent par nous empoisonner la vie, me direz-vous? Je vous répondrai que le grand responsable est le «terrain». En effet, le terrain (ou bagage héréditaire) que l'on a nous rend plus vulnérables à certaines maladies plutôt qu'à d'autres. Que ce soit un problème d'acné, d'insomnie, de rhumatisme, d'arthrose, de diabète, et j'en passe, tout est une question de terrain.

L'Oligothérapie est donc une médecine de terrain puisqu'elle stimule l'autodéfense de notre organisme, en intervenant directement au niveau cellulaire, à la base. Trop souvent je vois des gens «subir» tout ces maux en se disant que c'est normal puisqu'ils vieillissent! En plus, l'Oligothérapie a l'avantage d'être d'emploi facile. Le traitement par Oligo-Éléments se présente sous forme de solution glycéro-aqueuse (sirop) que l'on prend par voie orale.

Il faut également tenir compte de l'alimentation puisque c'est essentiellement par celle-ci que l'on se procure les Oligo-Éléments.

Malheureusement, bon nombre de personnes développent des carences dues à une alimentation mal équilibrée, raffinée ou dénaturée (aliments surgelés et en conserve).

Nous verrons dans le chapitre sur le rôle des Oligo-Éléments comment combler ces carences, du moins en partie, par l'alimentation.

Saviez-vous que...

Les techniques d'agriculture modernes dérèglent la teneur en Oligo-Éléments des aliments? En effet, ces méthodes, ayant pour but l'accroissement du rendement, nécessitent l'emploi d'engrais chimiques. C'est ainsi que nos fruits, légumes et céréales se retrouvent appauvris en Oligo-Éléments, provoquant ainsi des carences.

Sans vouloir alarmer le lecteur, j'ouvre ici une parenthèse pour mentionner l'intervention des «chélateurs», ces agents qui bloquent l'effet des Oligo-Éléments.

On en compte quatre: la pollution atmosphérique, la pollution des eaux,

les médicaments (surtout les antibiotiques) et les résidus des pesticides
(fruits et légumes).

Mais que voulez-vous, le rythme de
la vie moderne étant ce qu'il est, nous
ne pouvons pas tous aller habiter à la
campagne où, même là, nous serions
touchés d'une façon ou d'une autre par
la pollution, qu'elle soit dans l'air ou
dans notre assiette.

Dans ces conditions nous n'avons
d'autre choix que d'essayer de remédier
à la situation, et les Oligo-Éléments sont
un excellent moyen pour ce faire.

Un mot sur le principe des diathèses

D'après leur expérience les médecins
qui se sont sérieusement penchés sur
l'Oligothérapie ont décrit quatre «dia-

thèses» que l'on peut définir comme étant des types de terrain: anergique, allergique, dystonique et hyposthénique, plus un complément: le complexe de désadaptation.

Ces différentes catégories sont utilisées par l'oligothérapeute afin de définir son patient plus globalement, et ainsi lui prescrire les Oligo-Éléments qui seront les plus efficaces.

Je préfère cependant ne pas élaborer davantage sur les diathèses, d'excellents ouvrages l'ayant déjà fait. Et à mon avis, il peut être difficile pour le lecteur de s'identifier correctement à l'une d'elles, car les symptômes sont des plus variés et peuvent vous induire en erreur.

Ce qui m'amène à vous recommander la consultation d'un oligothérapeute. Si vous désirez vous soigner à l'aide des Oligo-Éléments, cette personne pourra vous prescrire plus efficacement ce qui vous convient, selon votre «terrain».

CHAPITRE 2

Rôle
des Oligo-Éléments

Voici maintenant les Oligo-Éléments décrits un à un. Nous n'aborderons cependant que les plus importants, les plus courants, la vocation de ce livre n'étant pas celle d'un ouvrage de références mais plutôt celle d'un guide pratique que vous ne serez pas tenté de ranger définitivement dans votre bibliothèque parce que trop volumineux, trop ardu.

J'aimerais apporter une petite précision avant de poursuivre sur les traitements que je conseille. En règle générale, ces thérapeutiques sont données pour des périodes allant de un à trois mois, à raisons de deux fois par jour: le matin au réveil et le soir au coucher, dépendamment du problème à traiter et de la progression de la maladie.

On peut devoir prendre un, deux ou trois Oligo-Éléments (complexes) à la fois, toujours selon le cas. Évidemment, pour une simple grippe, quelques jours de traitements suffiront à enrayer l'infection.

LE POTASSIUM

On retrouve 90 % du potassium contenu dans le corps humain principalement à l'intérieur des cellules. Cet élément est plutôt mal connu, exception faite des gens qui prennent des diurétiques chimiques à qui l'on conseille de manger des bananes. Effectivement, la prise de

ce médicament est susceptible d'accroî-
tre l'excrétion urinaire de ce minéral.

On constate le même phénomène
chez les personnes souffrant de vomissements ou de diarrhées.

Aussi, semble-t-il qu'une chute de
potassium entraînerait un abaissement
du glucose contenu dans le sang (hypoglycémie) qui, à son tour, provoquerait
une grande perte de potassium dans
l'urine.

Son rôle

Le potassium agit principalement sur le
rythme cardiaque. En effet, des études
ont démontré statistiquement qu'un
régime enrichi en potassium aidait à
amoindrir sensiblement les problèmes
de pression artérielle.

Il agit aussi au niveau musculaire et
glandulaire. Les personnes ayant à

affronter un stress important de façon continue ont avantage à penser au potassium, car le stress agit directement sur les glandes. Il régularise aussi la teneur en eau de l'organisme.

Symptômes de carence

- crampes, paralysie
- hypertension légère, et parfois même, troubles plus sérieux du rythme cardiaque
- élimination urinaire excessive
- vomissements (dans les cas d'anorexie, par exemple)
- diarrhées
- rhumatisme chronique
- arthrite ou polyarthrite
- obésité avec rétention d'eau
- hypoglycémie

Sources alimentaires

Les aliments où l'on retrouve des quantités intéressantes de potassium sont: le blé, les noix (surtout les amandes non salées), la plupart des graines (sésame, tournesol, etc.), les fèves de lima, les pois, la laitue, les épinards, les oranges, les bananes, les abricots, le vinaigre de cidre, le miel, les pommes de terre, les poissons, l'agneau.

Thérapeutique

Solution glycéro-aqueuse POTASSIUM OLIGOCAN,
2 ml le matin et 2 ml le soir.

LE CALCIUM

Le calcium est le minéral le plus abondant dans le corps, et 90 % du calcium présent dans tout l'organisme se situe au niveau squelettique. Le reste se loge principalement dans les muscles et le sang. On connaît l'importance du calcium dans la période de croissance des enfants où les besoins sont accrus, mais il est aussi important durant une grossesse et une période d'allaitement où les besoins en calcium chez la femme sont plus grands, et souvent les femmes souffrent d'une telle carence.

Son rôle

Comment donc ne pas parler de l'ostéoporose, cette «épidémie silencieuse» comme certains l'appellent, qui affecte particulièrement les femmes de 50 ans et plus.

Dans le monde médical tous ne sont pas du même avis quant au traitement idéal à prescrire, mais la plupart s'accordent pour dire que l'essentiel, c'est la prévention. Pour une femme, c'est entre 20 et 40 ans qu'il faut veiller à acquérir une masse osseuse la plus dense possible. Il semblerait que tout se joue dans les premières années de la vie adulte vu que la densité squelettique continue d'augmenter entre douze et seize ans suivant la fin de la croissance. Il faut noter aussi que la vitamine D joue un rôle primordial dans l'absorption du calcium dans l'organisme.

Saviez-vous que...

Un excès de protéines (surtout les protéines animales) dans votre diète quotidienne peut causer une carence en calcium? Eh oui, cet excès augmente l'élimination urinaire de ce macro-élément. Il en est de même pour la caféine, l'alcool et divers médicaments qui nuisent tout autant au calcium.

Symptômes de carence

- fourmillements, picotements, engourdissements des membres
- contraction prolongée et involontaire des muscles
- rachitisme
- retard de croissance
- ostéoporose

Sources alimentaires

Les aliments riches en calcium sont le lait et les produits laitiers en général (s'il y a intolérance au lactose, préférez le yogourt), les graines de sésame, le rutabaga, l'orge, la carotte, le chou, le blé, la pomme de terre, le poireau, les noisettes, les amandes, le céleri, l'oignon, les raisins, les oeufs, le miel (non pasteurisé), la pomme, la poire, la pêche et le panais.

Solution glycéro-aqueuse CAL-CIUM OLIGOCAN,
2 ml le matin et 2 ml le soir.

LE PHOSPHORE

En association avec le calcium, 90 % du phosphore contenu dans l'organisme se retrouve notamment dans le squelette. Le 10 % qui reste se loge dans les muscles, le foie et la rate.

Son rôle

Sa principale fonction se situe au niveau cellulaire. En effet, à l'intérieur de la cellule, il intervient dans la mise en réserves et dans l'utilisation de ses réserves énergétiques. Une carence en phosphore peut être causée par l'alcoolisme, la diarrhée, les vomissements (répétés) ou la malnutrition prolongée (surtout chez les personnes âgées). Sont également responsables l'utilisation de certains médicaments, le rachitisme, le manque de vitamine D qui, eux, provoquent l'excrétion rénale du phosphore.

Symptômes de carence

- diminution des réflexes
- fourmillement dans les extrémités et autour de la bouche
- faiblesse musculaire
- surmenage physique et intellectuel
- déminéralisation osseuse
- mauvaise formation des dents

Sources alimentaires

Les aliments contenant de bonnes quantités de phosphore sont les légumes verts, les céréales complètes, les fruits séchés, les graines de sésame et de tournesol, les produits laitiers et, de façon plus générale, les aliments riches en calcium.

• Thérapeutique

Solution glycéro-aqueuse PHOS-PHORE OLIGOCAN,
2 ml le matin et 2 ml le soir.

LE FER

Le fer orchestre un grand nombre de fonctions physiologiques. C'est un élément indispensable. Environ 75 % du fer contenu dans le corps humain se retrouve dans le tissu sanguin.

Son rôle

C'est un constituant primordial dans la formation de l'hémoglobine. Aussi joue-t-il un rôle très important dans le transport de l'oxygène des poumons vers les autres tissus. Les carences en fer peuvent être dues à des pertes de sang excessives, par exemple: hémorragies, règles abondantes, mauvaise absorption due à la diarrhée (10% du fer étant absorbé au niveau intestinal) ou bien à une quantité insuffisante dans l'alimentation.

Il est malheureusement difficile de combler cette carence simplement par l'alimentation, les besoins étant assez importants. Il serait tout de même souhaitable que chacun apprenne, autant que possible, à aller chercher ce qu'on peut dans les aliments.

Notons que ce sont surtout les femmes qui souffrent de cette carence.

En effet, les règles (parfois plus abondantes quand la femme se fait poser un stérilet) et la grossesse en sont les principaux facteurs.

Une femme enceinte aura besoin de 1,8 mg de fer quotidiennement le premier trimestre et jusqu'à 7 mg le septième mois. Une carence importante en fer peut d'ailleurs entraîner des complications obstétricales et avoir des répercussions sur le foetus.

Saviez-vous que...

Un régime alimentaire contenant trop de graisses, farines blanches et sucres raffinés mènera, avec les années, à l'anémie?

Symptômes de carence

- lassitude
- affaiblissement physique et intellectuel
- pâleur de la peau et des muqueuses
- palpitations
- frilosité
- fourmillements dans les extrémités
- problèmes digestifs variés: appétit capricieux, ballonnements et gaz, constipation ou diarrhée, et parfois des nausées.

Sources alimentaires

Les principaux aliments où vous pouvez vous procurer du fer sont: le germe de blé, le persil, les épinards, le cresson, l'oignon, le poireau, la betterave, la laitue, les choux de Bruxelles, le jaune d'oeuf, les noix de Grenoble, les amandes, le miel, la mélasse de la Barbade ou mélasse verte, les dattes, l'abricot, la pêche, les raisins, la prune, les cerises, les céréales complètes et les viandes.

Voici une petite recette, en passant, pour utiliser la mélasse autrement que sur du pain ou des galettes de sarrasin. Mélangez 1 à 2 cuillères à café de mélasse dans 1 tasse d'eau chaude. C'est un breuvage fortifiant lorsque pris le matin, et apaisant lorsque pris le soir.

Thérapeutique

Solution glycéro-aqueuse FER OLIGOCAN
2 ml le matin et 2 ml le soir.

LE MAGNÉSIUM

Constituant indispensable au niveau intracellulaire, le magnésium vient immédiatement après le potassium en importance. La majeure partie est présente dans la masse musculaire et presque rien dans le sang.

Son rôle

Le magnésium aide à régulariser l'activité de près de 300 réactions enzymatiques. Il fortifie les globules blancs, donc par le fait même, le système de défense. Il intervient également dans les fonctions cardio-vasculaires.

Ajoutons qu'une carence de cet élément se traduit fréquemment par des problèmes au niveau de la gorge, du nez et des oreilles (vertiges).

Le magnésium contrôle aussi le système neuromusculaire, c'est-à-dire qu'il intervient entre «le nerf» (et non les nerfs) et «le muscle».

En effet, une carence magnésique est souvent associée à la fatigue. Ce qui ne veut pas dire qu'à chaque fois où vous ressentez de la fatigue c'est que vous manquez de cet élément! Cette fatigue doit se présenter de façon régulière plutôt que passagère et elle doit être accompagnée de divers symptômes tels que de l'anxiété, des picotements ou fourmillements.

Veuillez noter que les vitamines D et B_6 semblent favoriser l'assimilation du magnésium.

Saviez-vous que...

L'usage prolongé des contraceptifs oraux et de certains médicaments tels que les diurétiques, semblerait annuler l'action du magnésium? D'autre part, la consommation régulière d'alcool et une alimentation composée d'aliments raffinés et trop riches en graisses sont aussi des chélateurs du magnésium.

Symptômes de carence

- «boule» dans la gorge avec difficultés à avaler
- raclements dans la gorge
- hyperactivité des muqueuses nasales
- vertiges légers lorsque vous tournez la tête

- difficulté à combattre le stress
- irritabilité nerveuse
- rythme cardiaque irrégulier

Sources alimentaires

On retrouve le magnésium principalement dans les légumes verts (surtout les épinards), la betterave, la carotte, la pomme de terre, les graines de tournesol, les noisettes, les fruits séchés, les cerises, l'orange, la poire, l'abricot, la pêche, les céréales complètes (principalement le sarrasin) et la fève de soya.

Veuillez noter que la concentration de magnésium est amoindrie si des engrais chimiques ont été utilisés dans leur culture.

Solution glycéro-aqueuse MAGNÉ-SIUM OLIGOCAN,
2 ml le matin et 2 ml le soir.

LE ZINC

On retrouve cet Oligo-Élément dans plus de 100 enzymes. Il est présent dans tous les organes, mais plus particulièrement dans le pancréas, le foie, la peau et les phanères (poils, ongles et dents).

Son rôle

De façon générale, le zinc renforce le système immunitaire. Il a également une grande importance dans la synthèse de l'hormone de croissance. De fait, des recherches américaines ont démontré qu'une dose de zinc administrée à des enfants de petite taille corrigeait la situation.

La diminution du goût et de l'odorat est aussi attribuable à une carence en zinc (problème assez fréquent chez les personnes devant subir des dialyses rénales).

De plus, le zinc joue un rôle essentiel sur la régularité du taux de glucose sanguin ainsi que sur la production d'insuline. Il a été observé qu'une carence en zinc pouvait entraîner des problèmes cutanés, des troubles de la prostate et de stérilité, et qu'elle pouvait aussi empêcher la guérison des plaies.

Cet Oligo-Élément a un champ d'action tellement vaste que l'on peut facilement parler de zincothérapie. Veuillez noter cependant que l'alcool, certains antibiotiques et les contraceptifs oraux sont les principaux facteurs qui inhibent l'action bénéfique du zinc.

Saviez-vous que...

Les emballages utilisés dans l'alimentation (pelliculle moulante) sont susceptibles de provoquer une carence en zinc?

Certains chercheurs ont, en effet, découvert qu'une substance appelée «phtalate» entrant dans la composition des emballages en chlorure de polyvinyle se déplace dans les aliments et bloque de cette façon l'action du zinc. Donc, attention à l'utilisation trop fréquente de ce produit.

Symptômes de carence

- troubles de croissance
- diminution du goût et de l'odorat

- athérosclérose
- acné, vergetures
- ulcères
- problèmes de stérilité et d'impuissance
- diabète ou les signes avant-coureurs de cette maladie
- fatigue

Sources alimentaires

Les aliments contenant le plus de zinc sont les légumes verts (surtout le cresson et les haricots), les champignons, les noix, le jaune d'oeuf, les viandes, et principalement les fruits de mer.

J'aimerais vous faire remarquer qu'après les produits de la mer ce sont dans les protéines d'origine animale plutôt que végétale que l'on retrouve les plus grandes quantités de zinc. Aussi, j'ajouterais que, pour les nourrissons, le

lait maternel en est une excellente
source.

Solution glycéro-aqueuse ZINC
OLIGOCAN,
2 ml le matin et 2 ml le soir.

LE MANGANÈSE

Le manganèse est présent dans tous les
tissus et les liquides de l'organisme.

Son rôle

Cet Oligo-Élément remplit une fonction
importante dans l'activation de nombreuses enzymes. Il fait en sorte que les
protéines, les hydrates de carbone et les
graisses soient bien utilisés dans l'organisme.

Il joue aussi un rôle prépondérant dans le fonctionnement des glandes surrénales, du foie et du pancréas où il régularise le glucose.

Sa présence est également primordiale à la production du lait maternel chez la femme. Ajoutons qu'une carence en manganèse affectera les organes de reproduction.

D'autre part, il intervient directement dans le développement osseux et la modération de l'irritabilité nerveuse. Associé au cuivre, c'est un Oligo-Élément de choix dans le traitement de l'arthrose et celui des enfants constamment enrhummés.

Symptômes de carence

- problèmes de glycémie (taux de sucre dans le sang)

- douleurs de croissance (chez les enfants)
- irritabilité nerveuse
- lactation insuffisante (chez la femme)
- stérilité

Sources alimentaires

Les meilleures sources de manganèse sont les céréales complètes (notamment le sarrasin et le riz brun), les graines, les noix, les légumes (la laitue et le persil), l'ananas, la pomme, la poire, les groseilles, les bleuets sauvages, les poissons et les crustacés.

Ici encore j'ouvre une parenthèse pour indiquer que la concentration de manganèse dans ces aliments dépend de la qualité du sol où ils ont été cultivés. L'érosion et les méthodes de cultures intensives entraînent l'épuisement des sols, donc l'épuisement des éléments essentiels, dont le manganèse.

Thérapeutique

Solution glycéro-aqueuse MAN-GANÈSE OLIGOCAN,
2 ml le matin et 2 ml le soir.

LE CUIVRE

Le cuivre se loge principalement dans le foie et le cerveau. Le tiers qui reste est contenu dans les muscles du squelette.

Son rôle

C'est surtout depuis une vingtaine d'années que les chercheurs ont pu déterminer les différentes fonctions du cuivre. Associé à d'autres éléments, il est responsable de la pigmentation de la peau. De plus, il aide l'organisme à bien utiliser le fer, c'est donc dire qu'une carence en cuivre peut être à l'origine d'une anémie. Il a été également observé qu'il a une influence sur la santé des os, des artères et des poumons. C'est aussi un Oligo-Élément qui agit très bien sur les douleurs d'origine inflammatoire et les maladies virales comme les rhumes et les grippes. De façon générale, il augmente les capacités de défense du système immunitaire.

Saviez-vous que...

Avant sa naissance, l'embryon emmagasine le cuivre à l'intérieur de son foie, tout comme le zinc et le fer? En effet, on retrouve trois fois plus de ces minéraux dans le foie d'un bébé que dans celui d'un adulte.

Symptômes de carence

- symptômes d'une carence en fer dont on a parlé précédemment (comme nous l'avons vu, le cuivre métabolise le fer)
- diminution des globules blancs
- fractures osseuses
- ostéoporose
- problèmes artériels (anévrisme)
- problèmes pulmonaires (emphysème)
- rhumes et grippes

Sources alimentaires

Des quantités appréciables de cuivre se retrouvent dans les légumes (les épinards, les asperges et la laitue), les légumineuses, l'avoine, les groseilles, la poire, la pomme, et encore plus dans les foies d'animaux.

Solution glycéro-aqueuse CUIVRE OLIGOCAN,
2 ml le matin et 2 ml le soir.

LE COBALT

Son rôle

Depuis 1948 on sait que le cobalt occupe le centre de la molécule de la vitamine B_{12}. On a également découvert qu'il a le pouvoir d'abaisser le niveau de la tension artérielle, c'est pourquoi l'oligothérapeute le prescrit lors des troubles circulatoires.

De plus, il a été démontré qu'il fait baisser le taux de graisses dans l'organisme et qu'il agit d'une façon similaire à celle de l'hormone sécrétée par le pancréas, l'insuline. Donc, associé au ZINC et au ZINC-NICKEL-COBALT il constitue un excellent régulateur dans les troubles du pancréas pouvant mener au diabète. (Dans les pages qui suivront, je reviendrai aux différentes associations de macro et micro-éléments ayant un pouvoir thérapeutique.) Il a également été démontré que le cobalt stimule les différentes fonctions de la glande thyroïde.

Symptômes de carence

- tension artérielle
- problèmes de circulation
- mauvais développement des globules rouges
- stérilité
- perte d'appétit
- anémie
- amaigrissement
- dérèglement de la glande thyroïde

Sources alimentaires

On retrouve le cobalt particulièrement dans les légumes (surtout le chou,
les radis et les oignons), les viandes
(boeuf et agneau), les poissons et les
crustacés.

Thérapeutique

Solution glycéro-aqueuse COBALT
OLIGOCAN,
2 ml le matin et 2 ml le soir.

CHAPITRE 3

Les complexes d'Oligo-Éléments

Une autre petite merveille de l'oligothérapie: les complexes. En association, les Oligo-Éléments se révèlent comme des remèdes encore plus complets et ont un effet beaucoup plus spécifique dans le traitement de certaines pathologies. C'est ce dont je me propose de vous faire part.

Les rhumes

Avez-vous attrapé un rhume cet hiver? À cette question, la plupart répondront affirmativement. Certains prétendent qu'il n'y a rien à faire, qu'il faut lui laisser faire son temps. Mais je vous assure, de par mon expérience, qu'un rhume traité par Oligo-Éléments reçoit probablement l'un des meilleurs traitements qui soient, surtout lorsqu'on utilise conjointement des essences de plantes telles que le thym, la sarriette, l'origan (en gélules ou en gouttes).

Saviez-vous que...

Plus de 80 virus peuvent provoquer un rhume? Rassurez-vous, une personne n'est généralement infectée que par un ou deux de ces virus à la fois.

Le CUIVRE est le chef de file dans le traitement d'un rhume ordinaire. On y ajoutera le SÉLÉNIUM et enfin le

ZINC qui, lui, aide le système de défense à réagir rapidement.

Pour un rhume allergique (dont j'ai parlé abondamment dans mon livre sur les allergies), je conseille le COMPLEXE MANGANÈSE-CUIVRE.

Un rhume infectieux, où les sécrétions sont épaisses et les sinus bloqués, nécessitera un traitement par le COMPLEXE CUIVRE-OR-ARGENT.

La grippe

À la différence d'un rhume, la grippe sera accompagnée de fièvre, de courbatures, d'un abattement général avec, parfois, atteintes des voies respiratoires.

Ici encore, le CUIVRE sera l'Oligo-Élément de première classe, auquel on ajoutera la prise de SÉLÉNIUM, de ZINC et de MANGANÈSE.

Pour les personnes prédisposées à attraper une grippe, je recommande la préparation suivante, que vous pouvez également prendre à titre préventif trois ou quatre jours par mois pendant la saison froide:

- Solution glycéro-aqueuse de CUIVRE OLIGOCAN
- Solution glycéro-aqueuse de MANGANÈSE OLIGICAN
- Solution glycéro-aqueuse de SÉLÉNIUM OLIGOCAN
- Solution glycéro-aqueuse de ZINC OLIGOCAN

2 ml matin et soir de ce mélange.

La bronchite

Dans le cas d'une bronchite qui survient après une grippe ou d'une rhinite, ce sera le COMPLEXE MANGANÈSE-CUIVRE et le CUIVRE seul.

Pour les bronchites chroniques, il faudra prendre en plus, du SOUFRE, et CESSER DE FUMER SI VOUS EN AVEZ L'HABITUDE.

La fatigue

Ce fléau occidental a gagné du terrain depuis quelques années. Aussi peut-on distinguer différents types de fatigue. Pour les fatigués du matin, ceux qui ont besoin d'une tasse de café pour se rendre à la fin de la journée, je conseille le COMPLEXE MANGANÈSE-COBALT.

La fatigue sans horaire particulier accompagnée de fatigue intellectuelle sera traitée par le ZINC seul ou associé au COBALT.

Finalement, à ceux qui sont constamment fatigués, et qui ont tout essayé sans résultat, je conseille d'essayer le

COMPLEXE CUIVRE-OR-ARGENT
qui fait des merveilles.

L'arthrose

Sans m'étendre trop longtemps sur ce sujet, puisque l'arthrose sera le thème de mon prochain livre, j'aimerais mentionner deux préparations d'Oligo-Éléments que l'on appelle «les magistrales». D'une part, il y a la magistrale ARTHROSE A et, d'autre part, la magistrale ARTHROSE B. On utilisera la première le matin et la seconde le soir.

La constipation

C'est aussi un problème dont beaucoup de gens souffrent, et qui peut en engendrer d'autres. Je propose donc le COMPLEXE CONSTIPATION.

L'insomnie

Voilà un autre problème qui touche des milliers voire des millions d'Occidentaux, à qui je conseille de prendre 2 ml du COMPLEXE INSOMNIE le soir au coucher.

La carie

Aux personnes aux prises avec un problème de caries nombreuses, je recommande, en plus d'une hygiène buccale plus stricte ainsi que la diminution de leur consommation de sucre, ce mélange d'Oligo-Éléments:

- Solution glycéro-aqueuse de SÉLÉNIUM OLIGOCAN
- Solution glycéro-aqueuse de MOLYBDÈNE OLIGOCAN
- Solution glycéro-aqueuse de VANADIUM OLIGOCAN
- Solution glycéro-aqueuse de FLUOR OLIGOCAN

2 ml matin et soir de ce mélange. Gardez en bouche, puis avalez.

L'acné

Ceux qui en souffrent savent combien l'acné est embarrassante, même que certaines personnes développent de véritables complexes. Mon conseil:

- Solution glycéro-aqueuse de ZINC OLIGOCAN
- Solution glycéro-aqueuse de SÉLÉNIUM OLIGOCAN
- Solution glycéro-aqueuse de CHROME OLIGOCAN
- Solution glycéro-aqueuse de CUIVRE OLIGOCAN

2 ml matin et soir de ce mélange.

Les problèmes de phanères: cheveux, ongles

Vous avez des cheveux ternes, trop secs, trop gras ou vous les perdez depuis quelque temps? Vos ongles sont cassants ou ils ont des taches blanches? Prenez:

- Solution glycéro-aqueuse de ZINC OLIGOCAN
- Solution glycéro-aqueuse de FLUOR OLIGOCAN
- Solution glycéro-aqueuse de MANGANÈSE OLIGOCAN
- Solution glycéro-aqueuse de MOLYBDÈNE OLIGOCAN

2 ml matin et soir de cette préparation.

L'anémie

Une anémie doit être traitée adéquatement, car plus on attend plus il sera difficile de remonter la côte. Donc, en plus du FER et de l'acide folique, je vous conseille:

- Solution glycéro-aqueuse de CUIVRE OLIGOCAN
- Solution glycéro-aqueuse de MANGANÈSE OLIGOCAN
- Solution glycéro-aqueuse de CHROME OLIGOCAN
  2 ml matin et soir de ce mélange.

Le diabète

Selon la gravité de la maladie, voilà un problème très envahissant pour les gens qui en souffrent. Je recommande:

- Solution glycéro-aqueuse de CHROME OLIGOCAN

- Solution glycéro-aqueuse de
  ZINC OLIGOCAN

- Solution glycéro-aqueuse de
  COBALT OLIGICAN

- Solution glycéro-aqueuse de
  SÉLÉNIUM OLIGOCAN

  2 ml matin et soir de cette préparation.

Les maladies cardio-vasculaires

Les personnes ayant ce genre de problèmes réagissent très bien à cette préparation:

-Même chose que pour le diabète.

plus

- Solution glycéro-aqueuse de
  VANADIUM OLIGOCAN

  2 ml matin et soir de ce mélange.

> **Note:** Veuillez noter que lorsque plusieurs solutions glycéro-aqueuses sont recommandées pour un même problème, vous pouvez vous-même effectuer le mélange dans une bouteille, ou le faire faire par votre pharmacien.

LES MINÉRAUX TOXIQUES

Comme je le mentionnais dans les premières pages de ce livre, certains éléments sont toxiques à fortes doses. Dans cet ordre d'idées, je veux vous mentionner que l'utilisation d'objets en aluminium pourrait causer la maladie.

En effet ce métal entre dans la fabrication de plusieurs objets du quotidien: casseroles, peintures, papiers d'emballage, savon à lessive, et ce ne sont là que quelques exemples. Des études faites sur l'aluminium démontrent sa toxicité et portent à croire qu'il serait impliqué dans des cas de malformations du système nerveux central, dans la maladie d'Alzheimer, et autres pathologies.

Évitez donc de cuire systématiquement vos aliments dans des casseroles en aluminium!

De même, d'autres recherches portant sur le cadmium démontrent que cet élément, lorsqu'il est présent dans l'organisme, cause une carence en zinc. Le cadmium se retrouve surtout dans le thé et le café. Alors pour les gros buveurs de thé et de café, modérez-en votre consommation!

QUALITÉ ET EFFICACITÉ

Comme nous venons de le voir, certaines pathologies nécessitent un traitement par un complexe plutôt que par un seul macro ou micro-élément essentiel; le traitement se fait donc plus en profondeur.

Cependant, je veux absolument mentionner l'importance de la qualité d'un Oligo-Élément ou d'un complexe. Tout au long de ce livre, les produits que je vous ai recommandés sont fabriqués par les laboratoires Oligopharma (Suisse).

Mon choix se porte sur eux car ils observent des normes très strictes. En effet, les solutions glycéro-aqueuses sont fabriquées sous la responsabilité d'un pharmacien de laboratoire. Leur méthode de fabrication permet une ionisation suffisante des solutions, c'est-à-dire un dosage très précis, au microgramme près. En ce qui me concerne je les prescris à mes patients avec d'excellents résultats, j'irais même jusqu'à dire que c'est un succès.

L'ALIMENTATION CUTANÉE

On met souvent la cause du vieillissement de la peau sur le compte de l'âge. Mais ne vous méprenez pas, tout comme la maladie, une peau déshydratée, fatiguée et sans éclat est bien plus souvent le reflet d'une insuffisance nutritionnelle cellulaire.

Évidemment tous et particulièrement les femmes, donneraient cher pour avoir une peau ferme et lisse, et, bien sûr, la peau du visage est celle à qui l'on accorde le plus d'importance. La jeunesse du visage n'est-elle pas synonyme de beauté!

C'est ici que cuivre, manganèse, magnésium, zinc et silicium entrent en jeu. Ces Oligo-Éléments permettent aux cellules d'avoir un bon équilibre et une bonne défense cutanée.

Bien entendu, vous pouvez absorber des aliments qui en contiennent, mais vous pouvez conjointement fournir un apport supplémentaire, et non négligeable, par voie externe en utilisant une crème spécialement conçue à cet effet: la crème POLYVALENTE LEHNING. Utilisée matin et soir, elle assurera à votre peau sa ration d'Oligo-Éléments quotidienne nécessaire. Votre teint n'en sera que plus frais et votre épiderme conservera ou retrouvera son aspect souple et lisse.

CONCLUSION

J'espère sincèrement que la lecture de ce livre vous aura permis de mieux comprendre ce que sont les Oligo-Éléments, dans leurs rôles et dans leurs nombreuses applications. Comme j'en parlais précédemment, l'avenir de l'oligothérapie s'annonce brillant.

Vous le constatez peut-être vous-même dans votre vie quotidienne, mais de plus en plus de gens cherchent une alternative à la médecine moderne, ce qui ne lui enlève pas ses bons côtés. Et même les médecins qui nient l'efficacité des Oligo-Éléments admettent quand même que certaines carences peuvent causer la maladie: ils reconnaissent le rôle de l'iode dans les dérèglements de la glande thyroïde, celui du lithium pour les maniaco-dépressifs, celui du fluor en ce qui concerne la carie dentaire, et plusieurs autres.

L'oligothérapie n'est pas «surnaturelle», elle est tout simplement en accord avec la nature! Bonne santé!

BIBLIOGRAPHIE

Saal, Dr Bernard, *La force douce des oligo-éléments*, Éditions Robert Laffont, 1989.

Pacaud, Dr Gérard, *Se soigner seul par l'homéopathie*, Éditions France Loisirs, 1987.

Arnold- Richez, Florence, *Les autres médecines*, Éditions Bordas, 1980.

Rocca, Jean-Jacques, *L'oligothérapie*, Éditions Encre, 1985

Verdon-Labelle, Johanne, *Soigner avec pureté*, Les éditions Fleurs Sociales, 1984.

Toujours disponibles
chez votre libraire

ÉDIMAG inc.

Biographie
ROBI, ALYS, Un long cri dans la nuit
(ISBN: 2-921207-34-6)

Ésotérisme
BISSONNETTE, DANIELLE, Graphologie et connaissance de soi (ISBN: 2-921207-14-1)

LAVOIE, FLEUR D'ANGE, Le tarot rendu facile
(ISBN: 2-921207-32-X)

Humour
TURBIDES, SERGES, Et voici Jean-Pierre
(ISBN: 2-921207-81-8)

Philatélie
BIERMANS, STANLEY M. , Les plus grands collec-
tionneurs de timbres au monde
(ISBN: 2-921207-77-X)

Relation d'aide
POWELL, TAG & JUDITH, La méthode Silva –
La maîtrise de la pensée (ISBN: 2-921207-82-6)

VIGEANT, YOLANDE, Espoir pour les mal-aimés
(ISBN: 2-921207-11-7)

SANTÉ

BOISVERT, MICHÈLE, La santé, c'est votre affaire –
Le guide de l'Homéopathie   (ISBN: 2-921207-45-1)

BOISVERT, MICHÈLE, Libérez-vous de vos allergies
(ISBN: 2-921207-78-8)

CHALIFOUX, ANNE-MARIE, Mon guide santé
(ISBN: 2-921207-02-8)

COUSINEAU, SUZANNE, Espoir pour les hypogly-
cémiques   (ISBN: 2-921207-44-3)

LEFRANÇOIS, JULIE, La technique respiratoire
(ISBN: 2-921207-18-4)

PROULX-SAMMUT, LUCETTE, La ménopause mieux
comprise, mieux vécue (ISBN: 2-921207-76-1)

SEXUALITÉ

BOUCHARD, CLAIRE, Comment devenir et rester une
femme épanouie sexuellement
(ISBN: 2-921207-01-X)

BOUCHARD, CLAIRE, L'orgasme, de la compré-
hension à la satisfaction (ISBN: 2-921207-09-5)

BOUCHARD, CLAIRE, Tests pour amoureux
(ISBN: 2-921207-10-9)

BOUCHARD, CLAIRE, Le point G
(ISBN: 2-921207-23-0)

BOUCHARD, CLAIRE, La jouissance féminine
(ISBN: 2-921207-80-X)

De ANGELIS, BARBARA, Les secrets sur les hommes
que toute femme devrait savoir
(ISBN: 2-921207-79-6)

WESTHEIMER, RUTH Dr, Mon guide de la sexualité
(ISBN: 2-921207-75-3

SPORTS

GAUDREAU, FRANÇOIS, 100 conseils pour bâtir une
collection de cartes (ISBN: 2-921207-60-5)

LES ÉDITIONS DU PERROQUET

AMOUR

52 façons de dire «Je t'aime» (ISBN: 2-921487-02-0)

ÉSOTÉRISME

HALEY, LOUISE, Comprendre les rêves et leurs pou-
voirs   (ISBN: 2-921487-03-9)

SCALABRINI-VIGER, LOUISE, Utiliser le pouvoir des
pierres   (ISBN: 2-921487-07-1)

SANTÉ

DAIGNAULT, DANIEL, Comment vous protéger du
soleil   (ISBN: 2-921487-04-7)

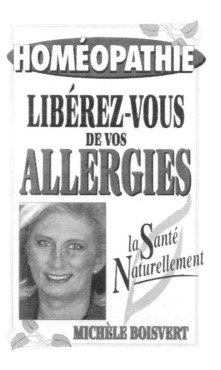

ISBN: 2-921207-78-8

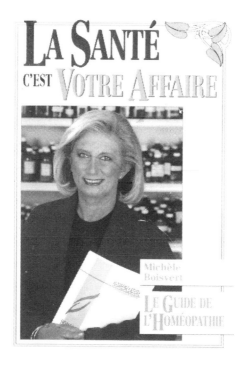

ISBN: 2-921207-45-1

Achevé d'imprimer
en octobre 1993
sur les presses de
Imprimerie H.L.N. Inc.

Imprimé au Canada — Printed in Canada